Massoterapia para iniciantes

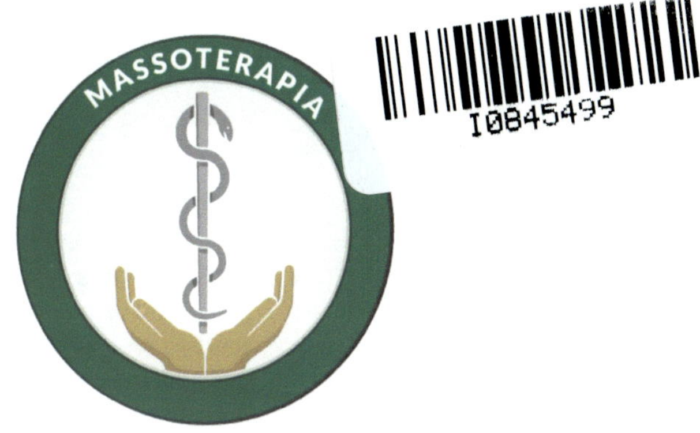

Introdução

O foco deste livro é levar o conhecimento da massoterapia para o público que está iniciando seus estudos nesta área ou se formou recentemente, porém, ainda possui algumas dúvidas sobre mercado de trabalho, tipos de materiais a serem utilizados, entre outros conteúdos ligados a esta área da saúde complementar que é a massoterapia.

Capítulo 1

A História da massoterapia

A História da massoterapia vem desde a era dos homens primitivos, que de uma forma intuitiva já utilizavam pedaços de ossos, pedras e até cascas de árvore para gerar fricção na pele com o intuito de gerar alívio há algum tipo de moléstia, como a coceira oriunda por diversos motivos. Podemos citar até um exemplo bíblico registrado no livro de Jó, onde o mesmo utilizava cacos de tijolo para friccionar suas lesões na pele (dermatites) que coçavam. É sabido que a massoterapia se desenvolveu em diversos países antigos, como: Egito, Grécia, Índia e China, sendo cada um destes países com seu próprio modelo de tratamento. No decorrer deste artigo, serão apresentados alguns destes modelos que foram desenvolvidos durante a História da massoterapia e que chegaram até nós devido a registros dos antigos terapeutas.

A massoterapia na idade Antiga:

Na antiga Grécia, o considerado pai da medicina, Hipócrates já mencionava a importância da fricção para fins de cura. Ele batizou a manobra de anatripsis, que significa: esfregar, também conhecida como Massin que significa: amassar, tocar... O povo greco-romano tinha grande estima pelo corpo no sentido de estética e saúde, prova disso estão nas obras que ainda podemos encontrar em museus de homens esculpidos de forma incrivelmente atlética. Da mesma forma, a massoterapia era utilizada por estes povos para fins de tratamento de atletas para antes ou depois de jogos e até de gladiadores para fins de alívio de dores musculares. No entanto, pessoas comuns também tinham acesso a massagem para fins de tratamento na antiga Grécia.

Imagem de tratamento por massagem esculpida na Antiga Grécia.

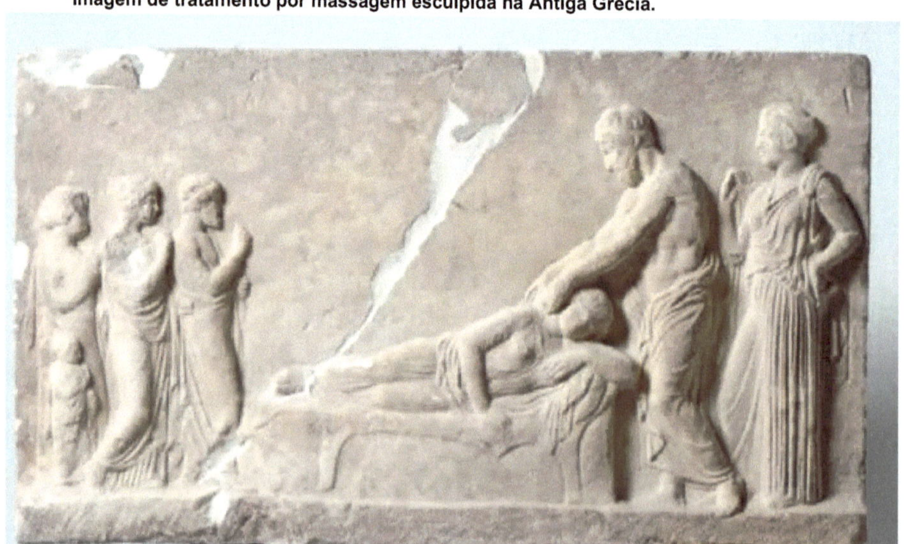

Também podemos citar como exemplos o Antigo Egito que por volta de 700 A.C já possuía registros de pessoas recebendo massagens.

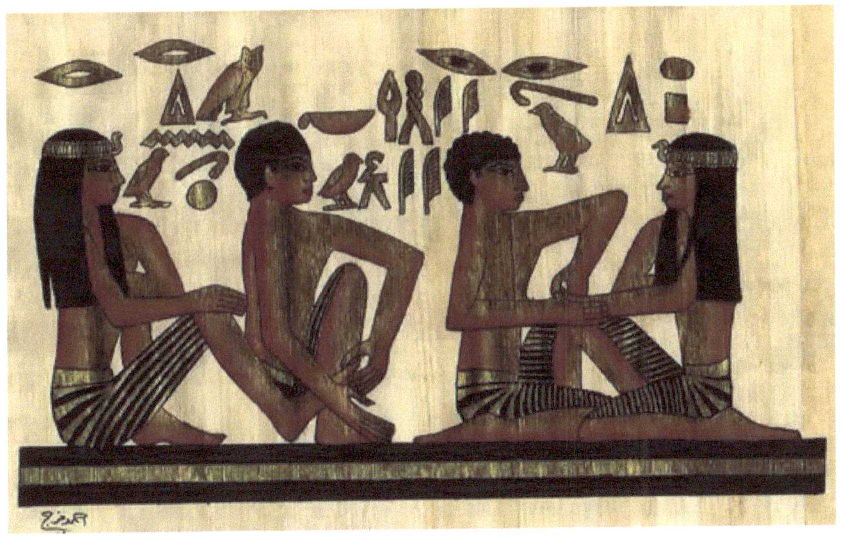

Da mesma forma, há registros de aproximadamente 2.700 A.C de aplicações de massagens na China.

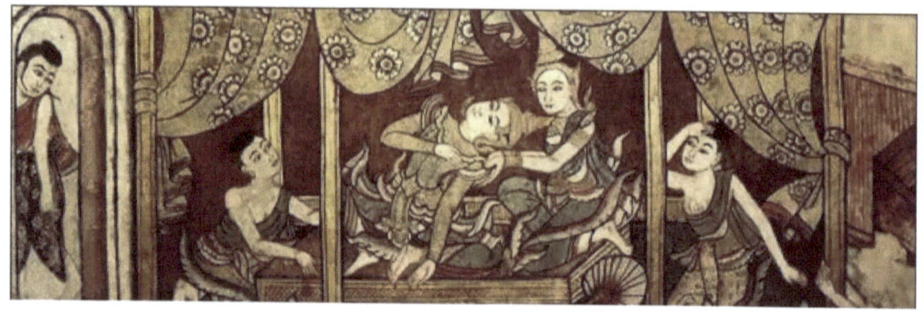

A massoterapia na Idade Média

Durante a Idade Média, também chamada por alguns historiadores como a "Idade das Trevas" devido ao período vivido por esta população, a massagem foi considerada como algo pecaminoso pela Igreja Apostólica Romana, pois era entendido pela visão da igreja que o toque poderia levar a desejos e prazeres carnais, que fariam o homem se afastar do espírito de Deus.

No entanto, havia registros nesta mesma época de aplicações de massagens com alguns tipos de agentes deslizantes, como: óleo de rosas e gordura animal. Também haviam conselhos sobre a higiene do corpo através de banhos e aplicações de massagens com o intuito de gerar uma melhora na condição física e mental da pessoa atendida pelos antigos médicos que faziam uso das massagens como forma de tratamento.

Atendimento de um médico na Idade Média aplicando palpação em seu paciente.

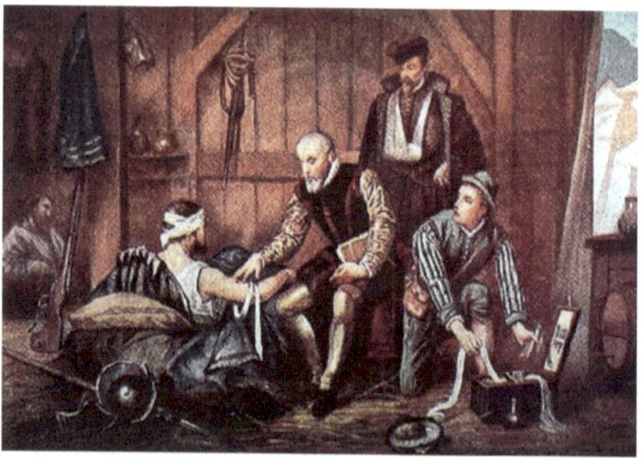

A massoterapia na Idade Moderna

Com o advento do Renascimento e do movimento Iluminista durante a Era Moderna, a massagem voltou a ganhar força através de vários estudiosos, como: William Harvey que foi quem descobriu a circulação sanguínea nos seres vivos, o que fez a terapia da massagem crescer na comunidade científica da época.

Ainda na Idade Moderna, tivemos grandes estudiosos da arte da massoterapia, como o francês, Ambroise Paré, que utilizava a fricção em seus pacientes no pós-cirúrgico.

Também podemos destacar os pensadores Francis Fuller the Younger fisiologista da Inglaterra e da França o médico Joseph-Clémet Tissolt que defendiam o uso de exercícios físicos e aplicações de massagem para a melhora da condição física dos pacientes.

A massoterapia na Idade Contemporânea

Já no início da Idade Contemporânea, tivemos um grande destaque na área da futura massoterapia como conhecemos hoje através de Per Henrik Ling. Considerado como um dos pais da Educação Física, Ling tinha conhecimentos de: ginástica, fisiologia, além de técnicas de massagem chinesa, egípcia e greco-romana.

A partir destes conhecimentos Ling focou nos seus estudos e trabalhos ligados à ginástica e seus efeitos, tendo como seus principais influenciadores os médicos citados anteriormente: Francis Fuller e Joseph-Clémet.

Ling utilizou todas estas informações adquiridas para desenvolver seu próprio sistema que envolvia exercícios e manobras de massagem. Este sistema foi batizado de: massagem médica. Nos dias de hoje ela ficou mundialmente conhecida como massagem sueca ou massagem clássica.

Retrato de Per Henrik Ling

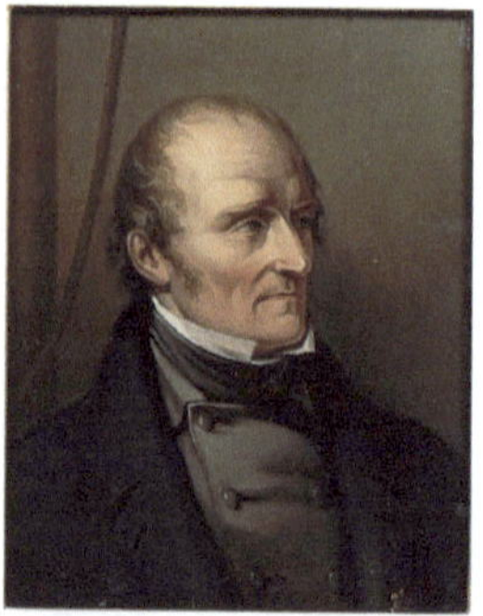

A massagem sueca foi amplamente aceita e teve vários adeptos, como o Dr. George H. Taylor e seu irmão Charles Fayette Taylor, que propagaram a técnica da massagem sueca. Da mesma forma, a enfermeira australiana Elizabeth Kenny utilizava manobras de massagem e alongamentos com o intuito de aliviar sintomas de pacientes hospitalizados com Poliomielite. Isso contribuiu para que a massoterapia crescesse, em especial nos Estados Unidos que estava sofrendo um surto de Poliomielite.

A massoterapia nos séculos XX e XXI

A massoterapia desde o século passado tem obtido um certo crescimento a nível de mundo, incluído o Brasil. Desde a Lei promulgada pelo Presidente João Goulart, a mesma foi reconhecida como profissão atuando de forma profissionalizante até o fim do séc. XX como profissionais massagistas e posteriormente começando a tomar o status de profissionais massoterapeutas de curso a nível técnico no início do séc. XXI.

Além disso, a massoterapia começou a se desenvolver em vários âmbitos de trabalho e áreas de especialização. No campo do trabalho podemos citar os: Clubes desportivos, eventos externos e eventos em empresas, clínicas de fisioterapia, policlínicas do governo municipal, forças armadas e forças auxiliares, hospitais, entre outros.

Da mesma forma, a massoterapia se dividiu em várias áreas terapêuticas, como a:

- Massagem terapêutica: utilizada para o tratamento de disfunções de tecidos moles, como: músculos, tendões, ligamentos e bursas.

- Massagem desportiva: utilizada na prevenção, manutenção e correção de lesões em atletas amadores e profissionais.

- Massagem relaxante: utilizada para fins de relaxamento físico e mental, como transtornos de ansiedade e distúrbios do sono.

- Massagem estética: utilizada com uma finalidade mais voltada ao embelezamento do corpo.

Em suma, desde os tempos antigos aos tempos atuais a massagem se demonstrou de extrema importância para a saúde do ser humano, sendo utilizado atualmente até em animais domésticos em Pet Shops.

Cada vez mais a massoterapia vem ganhando espaço e reconhecimento da comunidade acadêmica como um importante tratamento complementar mostrando sua eficácia para fins de distúrbios físicos e psicológicos de animais e dos seres humanos.

Mais uma vez a antiga medicina demonstra o quanto ela é atual e necessária a todo o público para fins de promoção da saúde de uma forma geral para todos os povos e para todas as classes sociais.

Me aproximando ao encerramento deste primeiro conteúdo, gostaria de apresentar mais duas imagens de atendimentos de massoterapia do passado e do tempo presente. Isso apenas demonstra o vasto desenvolvimento da área a nível de mundo até se tornar a ciência da massoterapia.

Imagem da massoterapia Ayurvédica sendo aplicada na antiga Índia.

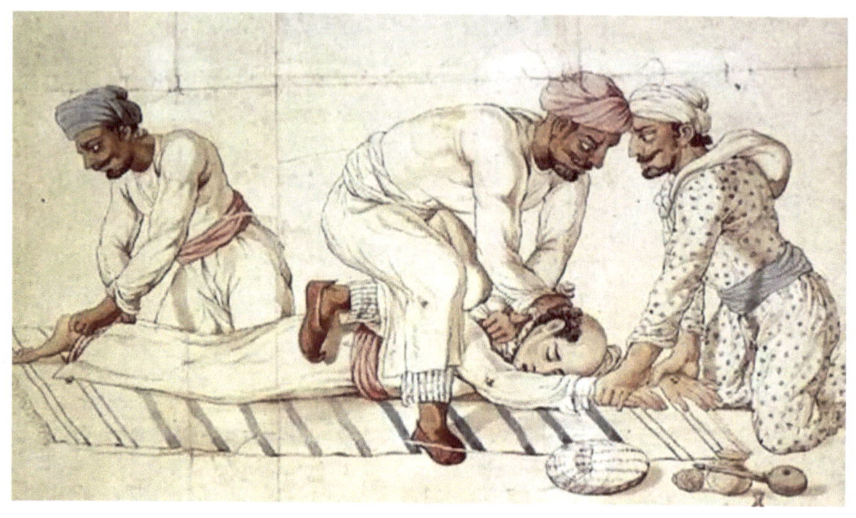

Massagem nos tempos atuais sendo aplicada na panturrilha

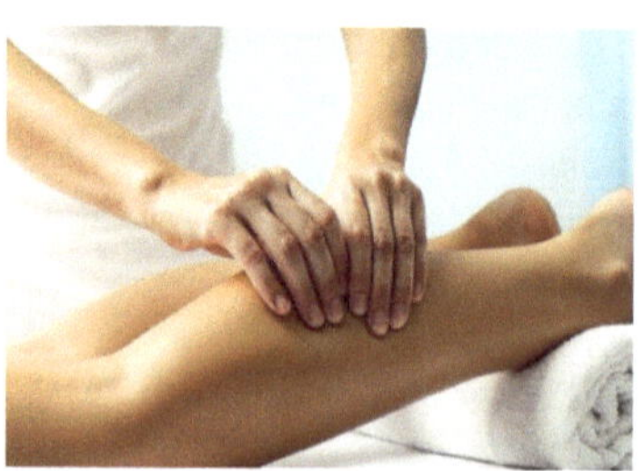

Também não podemos deixar de incluir nesta breve história da massoterapia, a logo desta nobre profissão que faz parte do corpo da saúde complementar.

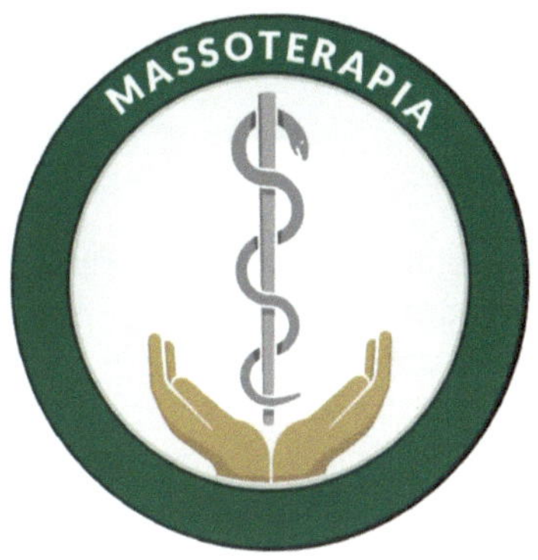

"O logo da massoterapia é o bastão de Asclépio, também conhecido como bastão de Esculápio, é o símbolo da medicina e representa o poder, a árvore da vida e o seu ciclo de morte e renascimento. A serpente enrolada no bastão tem vários significados, como renovação, adivinhação, morte ou remédio."

"O bastão de Asclépio foi adotado como símbolo da medicina pela American Medical Association em 1919 e pela World Medical Association em 1956. O nome romano de Asclépio é a origem do nome do símbolo. Asclépio era o deus da medicina na mitologia grega, filho de Apolo e da ninfa Coronis."

Em suma, podemos concluir que a massoterapia vai muito além de um efeito fisiológico de bem-estar que pode ser sentido com apenas 15 minutos de massagem, porém, tem uma ação fisiológica muito maior em todo o sentido orgânico que pode perdurar por até 72 horas.

Para resumir tudo o que foi apresentado, podemos dizer sem sombra de dúvidas que a massoterapia é saúde, e que a mesma deve ser acessível a todos os membros de nossa sociedade.

Capítulo 2

Lugares de atuação do massoterapeuta

Em tempos atuais, a massoterapia está ganhando cada vez mais espaço em diversas áreas de atuação. Citarei algumas delas para vocês.

- **Corridas de rua**

Atualmente o massoterapeuta tem a oportunidade de atuar normalmente com uma equipe ou sólo em corridas de rua, prestando atendimento de aquecimento ou normalmente, no pós evento, onde os atletas se encaminham a tenda para receber um atendimento com uma duração média de 5 até no máximo 15 minutos, tendo como foco principal os membros inferiores, devido a fadiga muscular da corrida. Costumamos chamar de recovery, ou seja, recuperação na massagem desportiva. Nesta modalidade, costumamos utilizar as manobras de: deslizamento, amassamento, vibração e em alguns casos, conforme a necessidade do atleta, alongamentos antes e após a corrida. Normalmente, após a corrida.

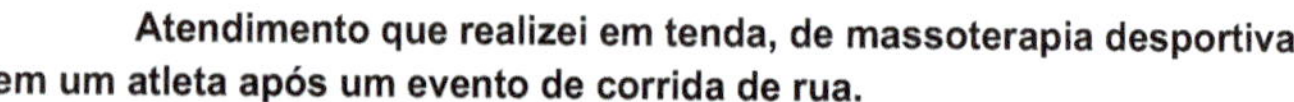

Atendimento que realizei em tenda, de massoterapia desportiva em um atleta após um evento de corrida de rua.

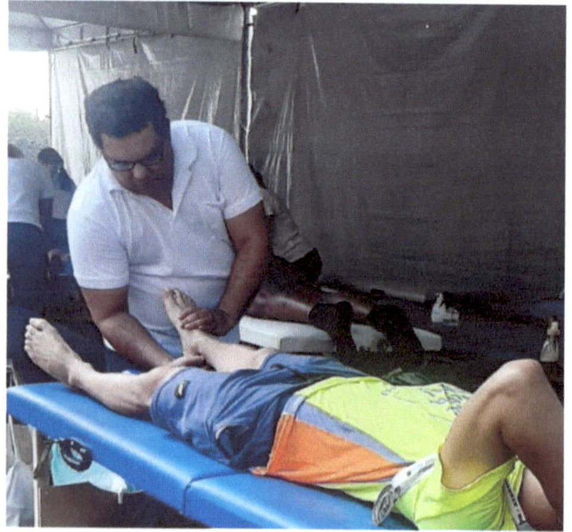

- **Atendimentos em clínicas, salas e hospitais**

Também temos uma procura expressiva em clínicas de fisioterapia, onde podemos atuar   juntamente com os colegas fioterapeutas na recuperação dos pacientes.

É muito comum atuarmos com o intuito de redução da dor do paciente, utilizando manobras como o deslizamento, fricção e vibração. Estas mesmas modalidades podem ser utilizadas em salas ou consultórios e também em hospitais. Normalmente, será utilizado a técnica de massoterapia terapêutica, sendo um trabalho localizado com foco em tratar os tecidos moles, ou seja, músculos, tendões, ligamentos e fáscia. Vale a pena destacar, que em alguns momentos ocorrem processos seletivos para atuar como massoterapeuta temporário ou até concursos de carreira como celetista (carteira de trabalho) ou no modelo estatutário para massoterapeutas atuarem no serviço público em hospitais e até no serviço militar. Para quem deseja ter uma carreira com estabilidade e salário fixo, é sempre bom acompanhar os editais.

Sala de atendimento / consultório particular.

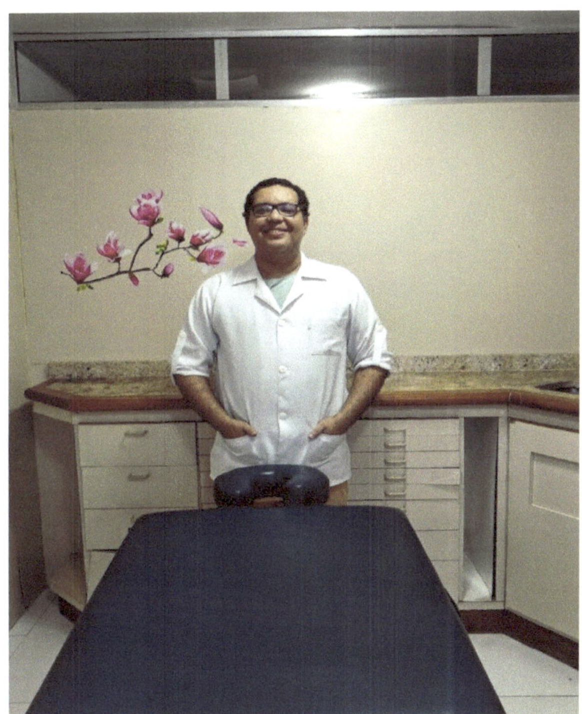

- **Clubes desportivos, SPA, academias e atendimentos em domicílio**

Não podemos deixar de destacar outros espaços de atendimento, como os clubes desportivos. Estes fazem parte da história da massoterapia, atuando atletas do futebol, atletas do esporte olímpico, sócios desses clubes e também com os demais funcionários em eventos oferecidos pelo próprio clube. Da mesma forma temos os SPAs que tem crescido nos últimos tempos, sendo em especial os SPAs urbanos, em ruas e até dentro de academias oferecendo uma gama de técnicas aos clientes que procuram um lugar para relaxar. Outro local tradicional para o massoterapeuta é o atendimento em domicílio, onde o paciente pode estar procurando desde uma massoterapia relaxante até uma massoterapia desportiva ou terapêutica.

Capítulo 3

Atendimento ao cliente / paciente

A depender da necessidade do cliente / paciente, serão aplicadas diversas técnicas, para que o mesmo possa ter um resultado satisfatório que normalmente pode perdurar de 3 até 7 dias.

Observação:

A depender da necessidade do cliente / paciente, somente um atendimento não será o suficiente para se obter a resposta que se espera por parte do corpo deste cliente / paciente. Em média, consideramos uma janela de 3 dias entre um atendimento e outro, pois o corpo não responde somente no quesito do sistema nervoso, ou seja, no conforto e relaxamento, mas também em outras estruturas orgânicas externas e internas que estão recebendo o tratamento efetuado com a massoterapia sobre os tecidos moles.

Há de se destacar que o termo cliente / paciente, depende do local onde você está atendendo. Normalmente, utilizamos o termo pacientes em clínicas e hospitais, e de clientes em salas de atendimento, clubes, SPAs e no atendimento em domicílio.

Capítulo 4

Materiais que podem ser utilizados em massoterapia

Temos materiais tradicionais que podem ser utilizados durante um atendimento de massoterapia. Deixarei alguns exemplos para vocês logo abaixo:

- **Macas fixas e portáteis**

O material mais tradicional são as macas fixas ou portáteis de saúde para o atendimento do massoterapeuta. A depender do seu local de atendimento, como clínicas de fisioterapia ou hospitais, você encontrará macas fixas do próprio ambiente de atendimento ambulatorial. Já às macas portáteis, normalmente são adquiridas pelo próprio massoterapeuta, para que o mesmo possa transportar até o seu local de atendimento. Vou citar alguns modelos de macas que podem ser interessantes para vocês logo abaixo:

- **Macas Fixas**

As macas fixas podem custar um pouco mais caro devido ao material utilizado na fabricação, marca da maca fixa e até o peso suportado por ela, quando o cliente deita e o atendimento de massoterapia é aplicado. Elas podem ser de ferro ou madeira e custam entre 800 até 1500,00 reais em média. Normalmente, estas maca fixas suportam até 500Kg. É uma boa aquisição se você tiver um espaço fixo de atendimento.

Modelo de maca fixa de madeira

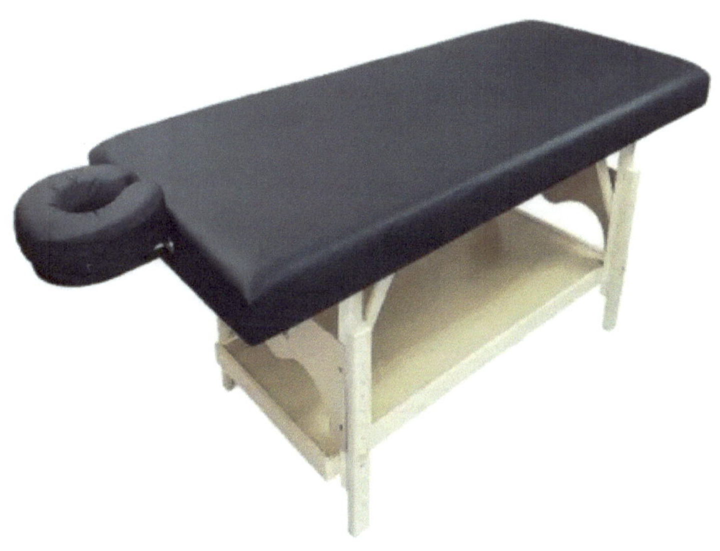

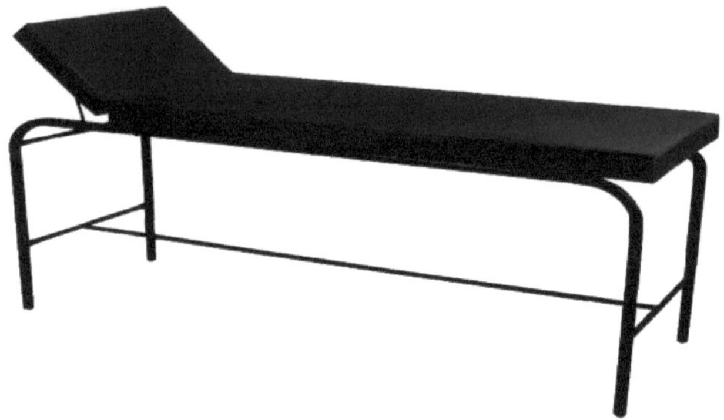

- **Macas portáteis**

As macas portáteis são as mais vendidas entre os massoterapeutas que trabalham como autônomos.Normalmente, você irá encontrar macas portáteis de alumínio ou madeira. Consideramos as macas portáteis de alumínio mais leves. Ela é ideal para clientes mais magros. Em média, este tipo de maca suporta 170Kg. O preço desta maca portátil varia entre 300,00 até 500,00 reais.

Maca de alumínio com orifício embutido para o rosto do cliente.

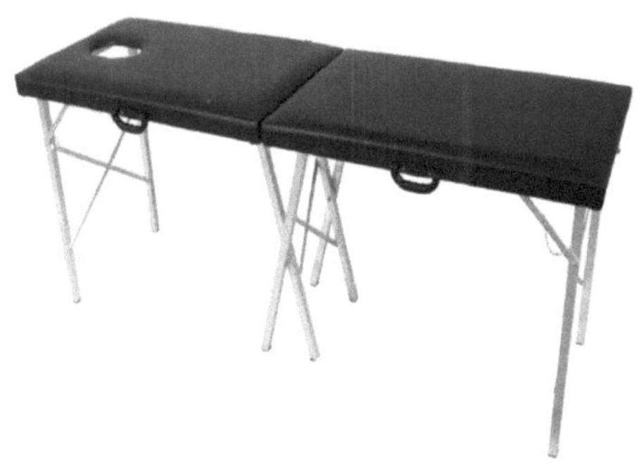

- **Maca portátil de madeira**

Costuma ser a maca portátil mais procurada, devido ao suporte de peso maior que ela suporta, a depender da maca portátil de madeira, são entre 200 até 350Kg por cliente. Da mesma forma, os valores podem variar de 400,00 até 1500,00 reais. Isso, a depender do material da madeira, marca da maca portátil e o peso suportado.

Observação: Estas macas também podem oferecer regulagens de altura, serem mais largas ou mais finas ou terem altura fixa. Tudo isso vai influenciar no preço final da compra da sua maca portátil.

Maca portátil de madeira, com altura fixa e orifício embutido para o rosto do cliente.

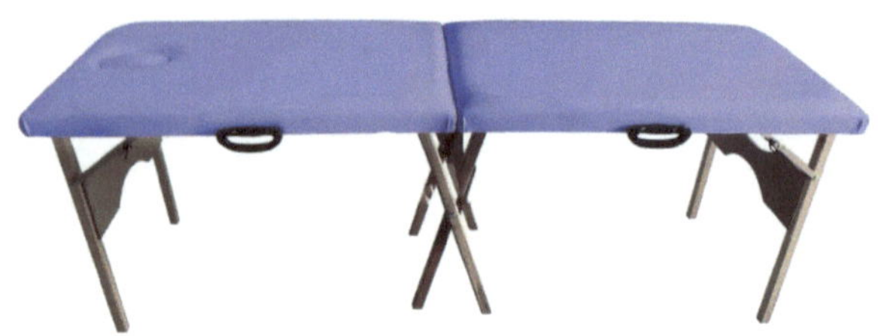

Maca portátil de madeira com altura regulável e cabeceira externa que pode ser acoplada.

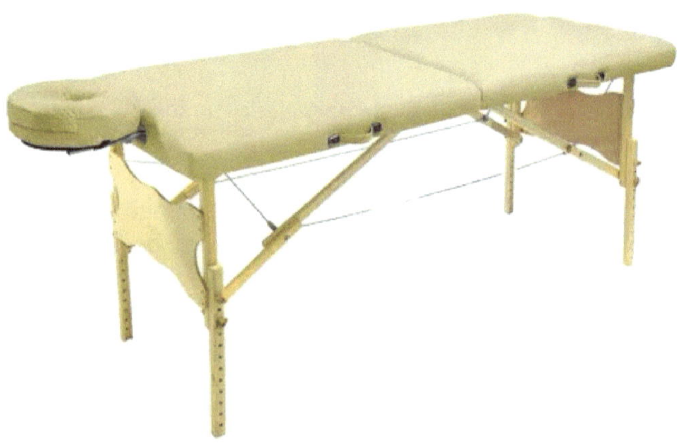

- **Cadeira de Quick massage**

Este tipo de cadeira é ideal para atendimentos rápidos. Normalmente utilizados em eventos em empresas ou outros tipos de locais onde o cliente possui pouco tempo disponível. Este tipo de atendimento dura em média de 10 até 15 minutos por pessoa.

A cadeira de Quick massage também é transportável.Costuma ser feita de ferro e pesa em média 13Kg. Seu preço varia, a depender da marca da cadeira que você deseja adquirir. Uma cadeira de Quick massage custa em média de 480,00 até 1.300,00 reais.

É uma excelente aquisição para trabalhos variados.

Cadeira de Quick massage

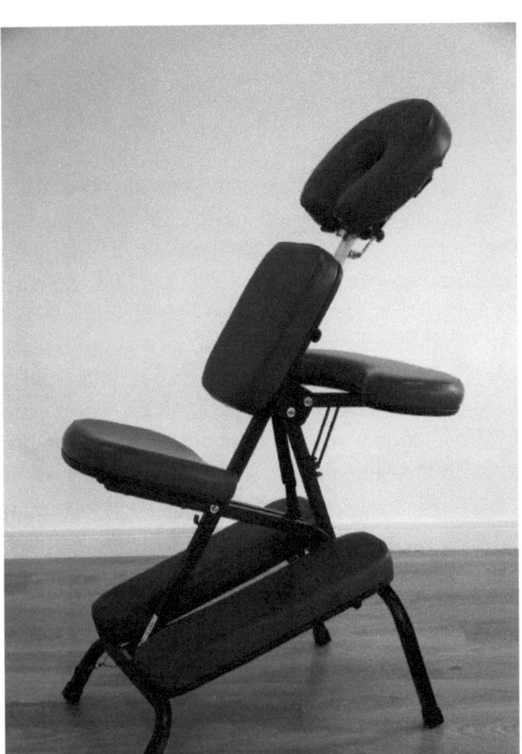

Observação:

Existem outros tipos de materiais que podemos utilizar em atendimentos de massoterapia de forma adaptada, como rolos para abrir massa e bambu, onde podemos aplicar um amassamento mais profundo. As bolas de pet, para trabalhar nos pés e nas costas, martelo de borracha, que pode ser utilizado para a manobra de percussão e até o massageador elétrico, sendo este considerado como único produto eletroterápico que pode ser utilizado pelos massoterapeutas. Legalmente falando, massoterapeutas não possuem autorização para fazer uso de eletroterapia, porém, podemos fazer uso destes outros produtos já informados acima, entre outros.

Capítulo 5

Ética no ambiente de trabalho e os tipos de vestimentas

Considero que uma das coisas mais importantes para o massoterapeuta é a sua ética no ambiente de trabalho. Infelizmente, ainda somos considerados por muitos, devido a sua falta de conhecimento, como profissionais que não estão ligados à área da saúde, e devido a isso, passamos por situações um tanto constrangedoras em alguns ambientes de trabalho. No entanto, não é obrigação do cliente ser ético. É a nossa obrigação como massoterapeutas termos uma postura de trabalho ética. Seja no tratamento com o cliente / paciente, na aplicação do trabalho e também na nossa forma de vestir. Tudo será ligado ao seu comportamento ético no ambiente de trabalho.

Neste capítulo destacamos aqui a vestimenta. O uniforme pode variar a depender do ambiente de trabalho, porém, temos como padrão o uniforme todo branco, como simbolismo de profissionais da área da saúde. Porém, como comentado, a depender do ambiente de trabalho este uniforme pode variar.

O que não é recomendado para homens e para mulheres:

Atendimento sem camisa ou com roupas decotadas e adornos, como relógios, anéis, muita maquiagem e brincos longos durante o atendimento. Utilizar estes produtos pode levar o cliente a ter uma postura da qual você não espera. Além de que os adornos como relógios, pulseiras e anéis podem machucar o cliente durante o atendimento. Devido a isso, não é recomendado nenhum destes itens comentados acima.

Já o uniforme branco, que pode estar acompanhado de jaleco também branco e de manga comprida, é o mais tradicional. Este é altamente recomendado, além de lhe proteger mais no quesito biossegurança.

Capítulo 6

Manobras mais utilizadas durante um atendimento seguindo o modelo da massoterapia Sueca

Nos moldes da massoterapia Sueca, costumamos utilizar manobras tradicionais que demonstram grande eficácia no tratamento de clientes e pacientes. Citarei os modelos de manobras da massoterapia sueca abaixo.

- **Deslizamento**

Muito utilizado no início de cada atendimento, podendo ser leve, moderada ou profunda. A mesma pode ter efeito sedativo ou estimulante, a depender de sua forma de aplicação, sempre aplicado para cima, seguindo a circulação venosa e linfática.

- **Fricção**

Muito utilizada para fins de tratamentos dos tecidos moles, onde há presença de contraturas (famosos nódulos ou nós) musculares. Normalmente aplicada com três ou quatro dedos unidos em meio círculo em direção a circulação de retorno, ou seja, para cima em direção ao coração. O mesmo pode ser várias partes do corpo.

- **Amassamento**

Costuma ser realizado com todos os dedos em forma de pinçamento. Tem como foco principal, desintoxicar a musculatura. Pode ser aplicado em várias áreas do corpo, como: pés, pernas e coxa, mãos e braços, abdome e pescoço. Muito utilizado em especial no músculo trapézio. É uma manobra excelente.

- **Vibração**

Costuma ser utilizada para finalizar os atendimentos de massoterapia. Possui um efeito incrivelmente relaxante. Muitas das vezes a vibração manual possui mais respostas positivas por parte do paciente, que a vibração realizada por aparelhos.

Capítulo 7

Estilos de trabalhos da técnica da massoterapia sueca

Dentro da massoterapia sueca possuímos alguns estilos de trabalhos já comentados acima. Agora, comentarei um pouco mais delas logo abaixo.

- **Massoterapia relaxante**

Muito procurada por pessoas que sofrem com distúrbios do sono, ansiedade ou que somente desejam relaxar depois de um dia de trabalho. Esta modalidade da massoterapia sueca tem por foco trabalhar todo o corpo (menos órgãos genitais), sendo de frente, de costas e nas laterais. Começando pelos pés e indo até a cabeça, proporcionando um relaxamento total ao paciente / cliente. Todas as manobras podem ser utilizadas neste atendimento, ou seja, deslizamento, fricção, amassamento e vibração.

Sugestão: Sempre perguntar ao cliente / paciente se a intensidade do toque está agradável ou se está machucando, pois cada pessoa sentirá o seu toque de uma forma diferente. Também é legal ter um ambiente com uma luz indireta e se o cliente / paciente gostar, você pode utilizar música em som ambiente. Tudo isso, para somar ao seu atendimento e dessa forma, gerando todo um ambiente de relaxamento para o seu cliente / paciente.

Observação: O uso do umidificador também é legar, porém sempre se faz necessário saber se o paciente possui alguma questão alérgica, digo, com relação ao uso de algum tipo de aroma misturado a água no umidificador. Se for o caso, utilize apenas água pura no umidificador, sem a utilização de aromas, pois os mesmos a depender da saúde do cliente / paciente pode apresentar algum tipo de reação alérgica ao cheiro do aroma, como asma. **Fique sempre atento!!!**

- **Massoterapia desportiva**

A massoterapia desportiva tem por foco os atletas amadores e profissionais. Normalmente o trabalho é realizado em pontos focais, conforme a necessidade do atleta. Este tipo de atendimento pode durar minutos se for em um evento, como pode durar em média 1:00 hora, sendo realizado em um ambiente próprio para a realização deste

atendimento. As manobras mais utilizadas neste tipo de atendimento são:
deslizamento, amassamento e vibração

- **Massoterapia terapêutica**

Esta modalidade da massoterapia sueca, tem por foco trabalhar áreas
específicas onde o paciente está se queixando de dor. É muito usual em
áreas como a região lombar, dorso das costas (músculo rombóide e
trapézio),, pés, pernas e coxa, mãos e braços.
As manobras mais utilizadas neste tipo de atendimento são:
deslizamento, amassamento (a depender da região), fricção e vibração
para finalizar o atendimento.

Observação: O alongamento é altamente benéfico, porém, deve-se ter
cuidado ao aplicar o alongamento para não causar uma lesão no cliente /
paciente, ou seja,sempre respeitando o limite de cada cliente. Por isso, se
for utilizar alongamentos, sempre pergunte ao seu cliente / paciente até
onde ele suporta aquele determinado alongamento que está sendo
aplicado.

Capítulo 8

Quando a massoterapia não é recomendada

Temos tendência a pensar que todas as pessoas podem receber o
atendimento de massoterapia, no entanto, da mesma forma que a
massoterapia pode gerar uma melhor qualidade de vida ao seu cliente /
paciente, o mesmo pode acarretar perigos à sua própria saúde. Destaco
aqui alguns casos em que a massoterapia não é recomendada. Seguem
abaixo:

- **Pressão alta**

Pacientes que possuem histórico de hipertensão, podem
literalmente terem sua pressão elevada, devido ao atendimento da massoterapia.
Sempre se faz necessário conversar com o seu cliente como ele está, e caso faça uso
de medicamento para o controle de sua pressão, se o mesmo está sendo utilizado
corretamente. Se possível,faça a aferição da pressão de seu paciente antes do

atendimento. Se a pressão estiver alta, a massoterapia não será recomendada neste momento. Peça ao seu paciente para buscar atendimento médico especializado antes dos próximos atendimentos de massoterapia.

- **Câncer**

Por ser uma doença que pode progredir rapidamente, a massoterapia não é recomendada ao paciente que possua o diagnóstico de câncer, pois às manobras do atendimento da massoterapia podem deslocar células cancerígenas para outras regiões do corpo, ou seja, piorando o quadro clínico daquele paciente. A depender do tempo que este paciente esteja fazendo o tratamento contra o câncer, antes de realizar um atendimento de massoterapia, solicite a este paciente uma autorização por escrito de seu médico, liberando este paciente para receber os atendimentos de massoterapia com você.

- **Trombose**

Da mesma forma que o câncer, um trombo (sangue coagulado dentro da corrente sanguínea) pode ser deslocado durante as manobras do atendimento de massoterapia. Devido a isso, todo o cliente / paciente que confirmar possuir trombose não poderá receber atendimento de massoterapia em nenhuma hipótese. Solicite que o mesmo busque acompanhamento médico imediatamente e que sempre seja acompanhado por um médico angiologista. Uma vez tratado e de preferência com registro de autorização médica, este paciente / cliente poderá receber os atendimentos de massoterapia.

Capítulo 9

Ficha de Anamnese

Devido ao que comentamos no capítulo anterior, sempre se faz necessário antes de qualquer atendimento, conversar com o seu cliente / paciente. A isso, chamamos de anamnese.
A anamnese ou pesquisa de saúde do paciente, pode ser realizada no computador, em uma ficha de papel ou de forma oral, porém a mais recomendada é a ficha de papel, onde você poderá obter os

dados necessários antes do seu atendimento, acompanhar a evolução do tratamento daquele cliente / paciente, terá todo o registro histórico sempre que precisar consultar e especialmente, será um documento onde constará o seu registro e de seu cliente / paciente com data e ambas as assinaturas, confirmando que o paciente confirmou tudo o que está sendo relatado naquela ficha de anamnese.

Existem variados modelos de fichas de anamnese, devido a isso, deixo aqui um modelo que poderá ser utilizado por todos vocês que estão iniciando na vida como massoterapeutas. Segue o modelo de ficha de anamnese de massoterapia abaixo:

Ficha de Avaliação em Massoterapia

Data: _______________

Dados Pessoais:

Nome:

____

____

Data de nascimento: _______________

Idade: ______

Peso: ______

Altura: ______

Sexo: _______________

Estado Civil: _______________

Profissão: _________________

Endereço:

____

____

Cep: _________________

Telefone: _________________

Cel: _________________

E-mail:

____

Indicação Médica? Sim: ___

Não: ___

Faz uso de medicamentos: Sim: ___

Não: ___

Em caso de sim... Quais medicamentos faz uso?

____

____

____

____

____

____

____

Histórico Clínico:
Hipertensão ( ) Hipotensão ( ) Problemas circulatórios ( )
Cardiopatia ( )
Diabetes ( ) Problemas respiratórios ( ) Tratamento Psicológico ( )
Faz tratamento para saúde?
Resposta:

____

____

____

____

____

____

____

Queixa principal do paciente:

____

______

____

______

____

______

Avaliação superficial dos sinais:
Aderências dos tecidos ( ) Câimbras ( ) Contraturas ( )
Edemas ( ) Hipotrofias ( )
Sugestão de tratamento:

____

____

____

____

____

Assinatura do terapêuta:

Assinatura do paciente:

Evolução do Tratamento:

Data: _____________

Paciente:

Terapêuta:

Observações Gerais:

Capítulo 10

Considerações Finais

Estes são os primeiros passos para vocês que se interessam pela massoterapia e que desejam seguir por esta profissão da área da saúde complementar Existem muitas outras informações e variadas técnicas de massoterapia que vão além da tradicional massoterapia sueca. No entanto, para aqueles que estão dando seus primeiros passos rumo a se tornar um técnico ou tecnólogo em massoterapia ou que já é formado, porém, deseja ter um documento para consultar conhecimentos sobre este tema, considero que estas informações passadas através deste breve livro lhe serão de grande ajuda para no desenvolvimento dos seus conhecimentos.

Desejo a todos bons estudos e uma carreira brilhante. E lembre-se, nunca pare de estudar, pois o conhecimento está sempre se atualizando. Para todos novamente, bons estudos e excelentes atendimentos.

Agradecimentos

Agradeço a Deus pela oportunidade de concluir mais este livro de conhecimento histórico e técnico para todos aqueles que desejam conhecer e aprender mais sobre a antiga arte médica que é a massoterapia. Hoje com o seu status de terapia complementar. Também agradeço a minha família que sempre me apoia em todas as ideias que tenho com relação a todos os meus projetos.
E não poderia deixar de agradecer a você, querido leitor, por adquirir um exemplar desta obra. A todos vocês, o meu muito obrigado!

Atenciosamente,

Marcos Paulo S. R. de Abreu.

Outras obras do autor

A Eleição dos Sentidos (Ilustrado)

O menino que lia o dicionário

Querida Clarice

Deprê (Conto)

A HISTÓRIA DE GETÚLIO VARGAS: ACONTECIMENTOS DA PRIMEIRA REPÚBLICA DURANTE OS ANOS DE 1930 ATÉ 1945.

A História da massoterapia: De sua origem à sua importância na contemporaneidade da saúde

O Fardo do Homem Branco: Uma questão do Neocolonialismo Imperialista.

Doug

O Nerd

Ninguém em Busca de Alguém (Conto)

A incrível jornada de João Adão

Tá na Hora da Xepa!

Memórias de um homem brasileiro

Um Resumo da História do Brasil